Krebse – Ihr Aussehen und ihre Unterscheidungsmerkmale

KREBSE

Ihr Aussehen und ihre Unterscheidungsmerkmale

Texte und Illustrationen von
Georg Fischer

AT VERLAG
AARAU · STUTTGART

Herstellung: Grafische Betriebe Aargauer Tagblatt AG, Aarau (Schweiz)
Printed in Switzerland
ISBN 3 85502 080 9

Inhalt

Wer an den Stränden der Nordsee, des Atlantiks oder des Mittelmeers nicht nur Wasser und Sonne sucht, der kann dort reichhaltige Entdeckungen machen. Es bietet sich ihm eine Tierwelt dar, die er sonst selten zu Gesicht bekommt. Unter den Tieren fallen einige besonders auf. Aufmerksamkeit erregen vor allem Krebse. Man erkennt sie daran, dass sie sich lebhaft bewegen. Dazu benutzen sie mehrere Füsse. Sie haben einen seltsamen Körperbau. Er zeigt deutlich unterscheidbare Glieder. Meistens sind Kopf, Brust, Hinterleib, Schwanz und Füsse erkennbar. Am Kopf bewegen sich zwei Fühlerpaare, auch Antennenpaare genannt. Wir wollen uns in der Welt der Krebse ein wenig umsehen und einige wichtige Arten mit ihren charakteristischen Merkmalen kennenlernen.

Krebse sind nicht nur behende Läufer, sondern auch geschickte Schwimmer. Zum Atmen im Wasser besitzen sie ähnlich wie Fische Kiemen. Sie können aber auch ausserhalb des Wassers leben. Bei den grösseren kann man die Kiemen mit blossem Auge sehen. Die Krebse ernähren sich von kleinen pflanzlichen und tierischen Schwebeteilchen im Wasser, aber auch von Algen, Früchten oder kleinen Tieren. Die Stammesgeschichte der Krebse reicht weit zurück. Es gibt sie schon seit 500 bis 600 Millionen Jahren.

Krebsarten an Nordsee, Atlantik und Mittelmeer

Heute sind an die 35 000 Krebsarten bekannt. Die nebenstehende Übersicht (vgl. Tafel I) führt einige Arten auf, die man an der Nordsee, am Atlantik und am Mittelmeer häufig antrifft und die wir uns im folgenden genauer anschauen wollen. Über weitere Krebsarten kann der Leser sich in umfangreicheren Darstellungen informieren. Im Anhang sind einige aufgeführt, die auch hier zugrunde gelegt sind.

Die Krebstiere gehören zum Stamm der Gliedfüsser. Dieser Stamm umfasst neben den Krebsen auch die Scherenfüsser und die Tracheentiere. Die Gliedfüsser zählt man zu den Niederen Tieren.

Bei der Klasse der Krebstiere unterscheidet man 10 Unterklassen, 9 davon bezeichnet man als Niedere Krebse. In unserer Übersicht ist nur eine aufgeführt. Sie ist eine der wenigen, die so gross ist, dass man sie ohne Schwierigkeiten in der Natur finden kann. Die meisten Niederen Krebse sind sehr klein. Bei der Unterklasse der Höheren Krebse unterscheidet man 6 Überordnungen, von denen hier drei aufgeführt sind. Die Überordnungen sind weiter in Ordnungen, Unterordnungen und Familien aufgegliedert. Im folgenden wollen wir Merkmale angeben, an denen auch ein Laie feststellen kann, um welche Gruppe es sich handelt. Es versteht sich von selbst, dass wir der Aufgliederung der einzelnen Gruppen nicht bis in die letzten Verästelungen hinein folgen können. Der Fachmann unterscheidet z. B. bei der Überordnung der Eucarida 50 Familien, aber bei der Überordnung der Hoplocarida nur eine Ordnung und eine Familie. Die Überordnung der Ranzenkrebse kommt in 3 Ordnungen vor, von denen hier nur eine beschrieben wird. Im folgenden beschäftigen wir uns mit den Niederen und dann mit den Höheren Krebsen.

Die Niederen Krebse

Allgemeine Merkmale lassen sich für die Niederen Krebse nur sehr schwer angeben, da sie unterschiedlich entwickelt sind und jede Gruppe ihre besonderen Eigenarten hat. Dennoch kann man sagen, dass Niedere Krebse meist sehr klein sind und häufig nur mit starker Lupe gesehen oder sogar nur im Mikroskop sichtbar gemacht werden können. Die Niederen Krebse zeigen wenig Verwandtschaft untereinander. Sie tragen Schalen oder sind schalenlos. Sie kommen in Tümpeln, Teichen oder Seen vor und dienen als Nahrungsquelle für andere Wasserbewohner. Hier soll eine Gruppe der Niederen Krebse vorgestellt werden, die eine beachtliche Grösse erreicht. Es ist die Unterordnung der Seepocken.

Systematische Übersicht

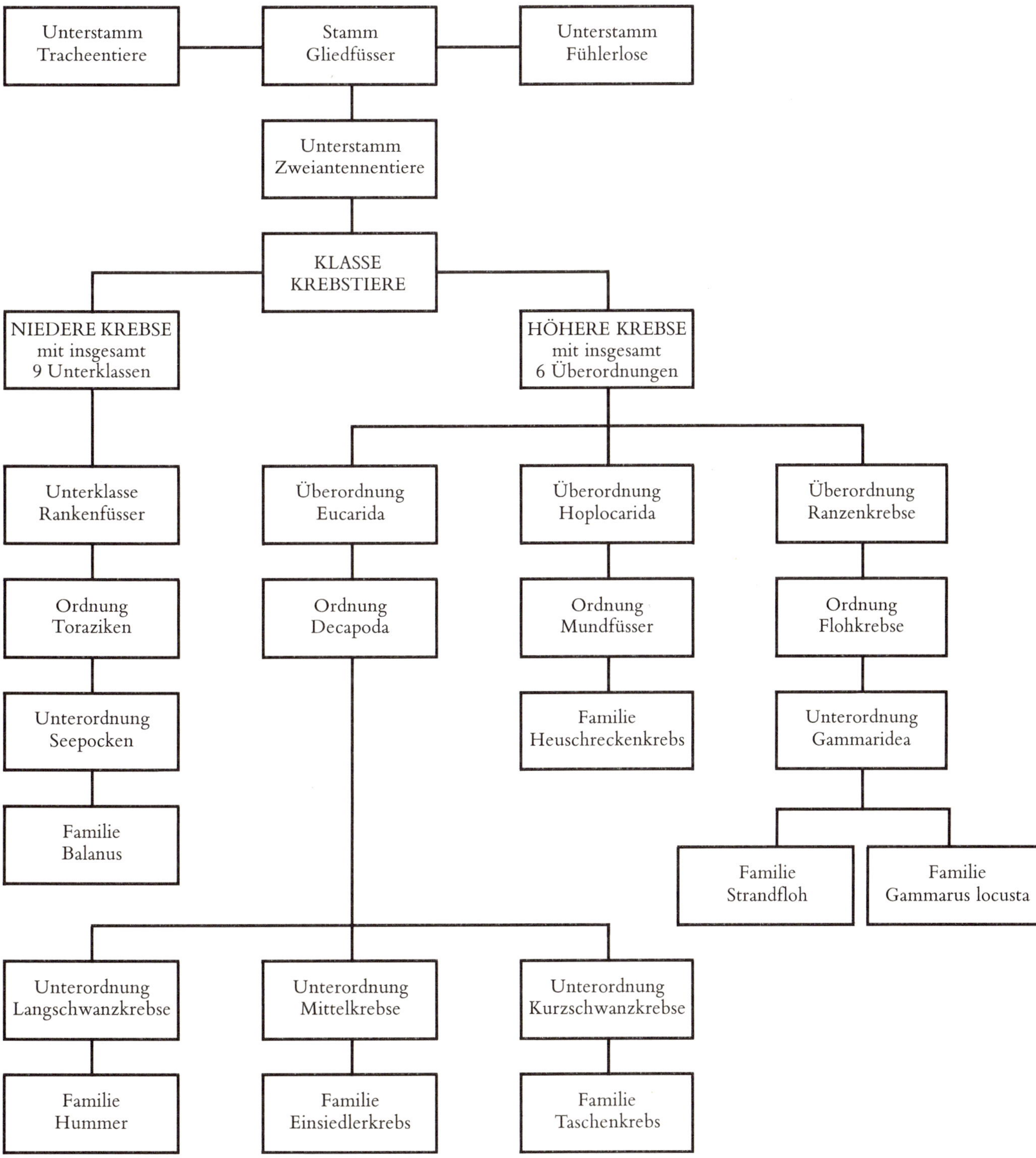

Tafel I

Die Überordnung der Rankenfüsser

Die Rankenfüsser leben in Schalen, in sogenannten Versteinerungen. Der Laie wird hier gar keinen Krebs mehr erkennen können. Aber selbst diese Tiere in den Versteinerungen geben sich durch das Antennenpaar ihres Vorderteils als Krebse zu erkennen. Der Hinterleib und das zweite Antennenpaar sind zurückgebildet. Die beiden Antennen der Rankenfüsser besitzen je einen Saugnapf. Damit saugen sie sich schon im Larvenstadium fest, sobald sie eine günstige Unterlage finden, und bleiben ihr Leben lang daran sitzen. Die sechs Brustbeinpaare wachsen zu vielgliedrigen, befiederten Rankenfüssen aus, die in rhythmischen Bewegungen vorgestreckt und wieder eingezogen werden können und so für die ständige Erneuerung des Atemwassers und der damit verbundenen Nahrungsaufnahme sorgen (vgl. Abb. 1). Diese Rankenfüsse haben den Tieren ihren Namen gegeben. Die Rankenfüsse besitzen einen gestielten oder ungestielten Körper und einen Chitinmantel, der oft teilweise verkalkt ist und ein aus mehreren Platten zusammengesetztes Gehäuse bildet. Die Befruchtung der Eier erfolgt durch ein mehr als körperlanges Befruchtungsorgan, das von einem Tier bis zum nächsten hinüberreicht. Die Larven wählen deshalb ihre Anheftungsstelle so, dass mehrere Krebse dicht nebeneinander sitzen.

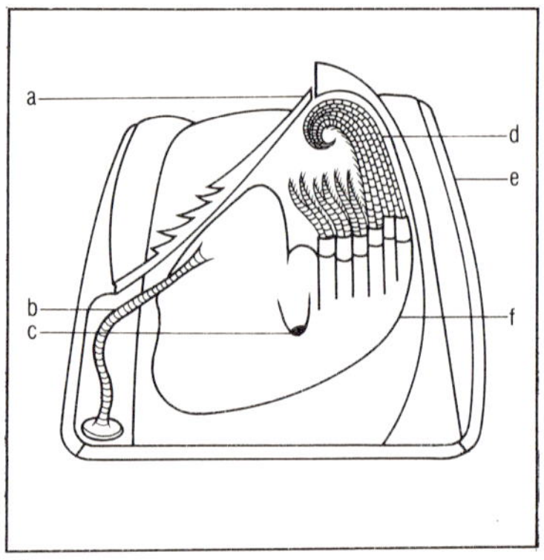

1
Der Querschnitt einer Seepocke
a) Verschlussplatte
b) 1. Antennenpaar
c) 2. Antennenpaar
d) Rankenfüsse
e) Aussenschale
f) Körper

Die Unterordnung der Seepocken *Balanomorpha*

Bei den Seepocken ist der Anheftungsteil nicht sichtbar. Der Kopf besteht aus vier bis acht Platten und ist mit der Unterlage durch eine verkalkte Grundplatte verbunden. Die Platten lassen nur oben eine Öffnung frei, aus der die Rankenfüsse heraustreten können. Die Öffnung kann verschlossen werden, während der Kopf unbeweglich bleibt (vgl. Abb. 2). Die Seepocken sind an Felsen, Hafenmauern und Bojen zu beobachten.

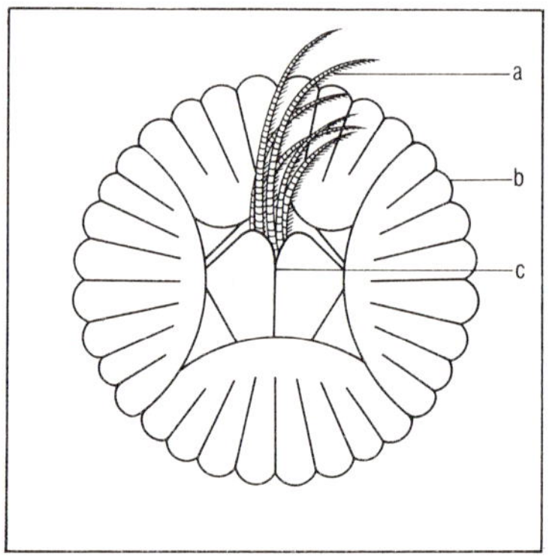

2
Aufsicht einer Seepocke
a) Rankenfüsse
b) Platten, die das Gehäuse bilden
c) Öffnung mit verkalkten Platten

Die Familie Balanus improvisus

Die Familie Balanus improvisus (vgl. Tafel II) gehört zur Unterordnung der Seepocken. Die Schale des Balanus improvisus besteht aus sechs Teilstücken und sitzt mit breiter Fläche auf seiner Unterlage auf. Diese Teilstücke sind meist ebenso hoch wie breit, zuweilen aber auch höher, besonders in dicht gestellten Ansiedlungen. Diese Familie ist sehr empfindlich gegen Austrocknung; deshalb sind sie nur an untergetauchten Stellen anzutreffen.

Tafel II

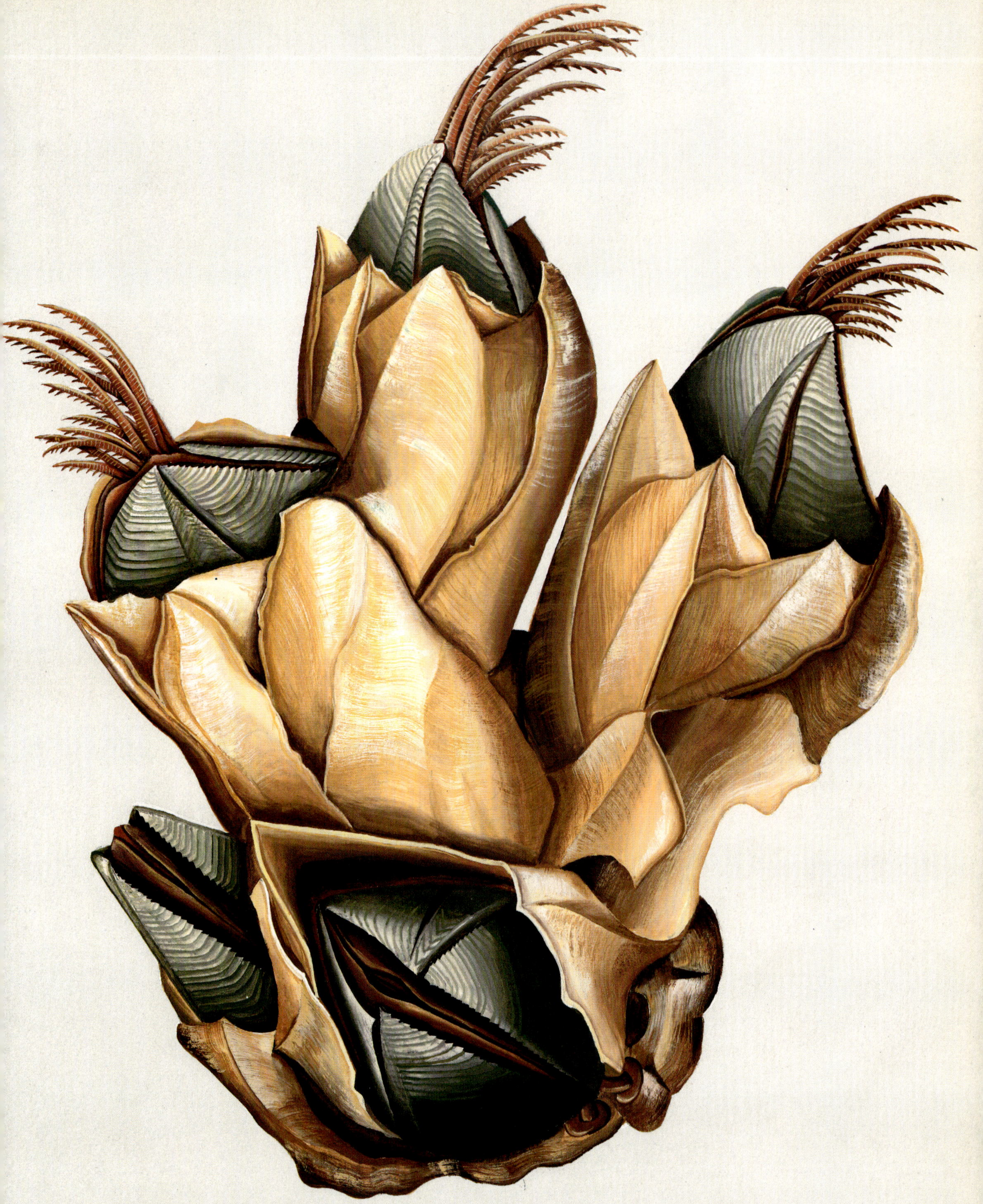

Die Höheren Krebse

Die rund 14 000 Arten dieser Gruppe leben sowohl in Süsswasser- als auch in Salzwassergebieten. Die Höheren Krebse haben viele allgemeine Merkmale. Am Körper der Höheren Krebse lassen sich deutlich mehrere Teilstücke unterscheiden: Kopf, Brust und Hinterleib. Oft ist der Kopf-Brust-Abschnitt zu einem einheitlichen Vorderkörper zusammengewachsen. Am Kopf der Höheren Krebse sind vier Antennenpaare zu erkennen, ein sehr charakteristisches Merkmal. Als Mundgliedmassen dienen drei zu Kieferfüssen umgebildete Spaltbeine, eines als eine stark gezähnte Kaulade und zwei als zarte Mundkiefer (vgl. Abb. 3). Der Brustabschnitt wird von fünf Paar Gangbeinen getragen, die an ihren Enden mit Scheren, Greifhaken oder Endklauen ausgerüstet sind (vgl. Abb. 4). Der Hinterleib ist entweder deutlich gegliedert oder zurückgebildet. Kennzeichnend für die meisten Höheren Krebse sind die Scheren an den Brustbeinpaaren. Sie dienen zur Nahrungsaufnahme und zur Abwehr. Krebse bewegen sich schwimmend, kletternd oder schreitend. Zur aktiven Fortbewegung dienen die Schreitbeine des Brustteils und der Hinterleib mit dem Schwanzfächer. Im Zusammenwirken mit dem sich krümmenden Hinterleib ermöglicht dieser Ruderschwanz dem Krebs, sich auch schnell rückwärts zu bewegen.

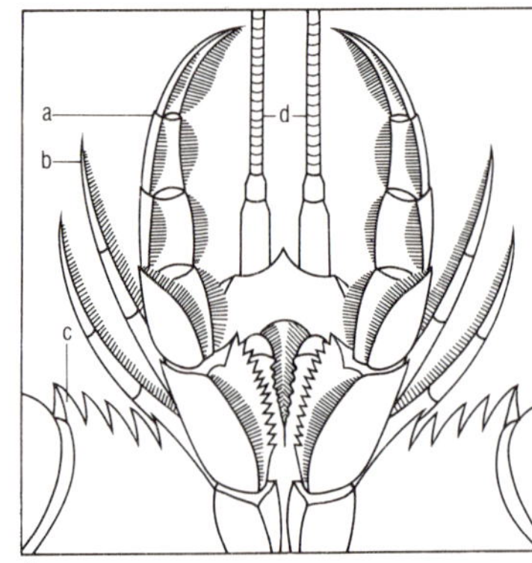

3
Die Mundgliedmassen eines Hummers
a) Kaulade
b) Mundkiefer
c) Ansatz der Scherenbeine
d) Erstes Antennenpaar

Den ganzen Körper umhüllt ein fester Panzer, das sogenannte Chitinskelett. Da dieser Panzer wenig dehnbar ist, müssen sich die Tiere während ihres Wachstums des Panzers entledigen und sich einen neuen zulegen. Die Krebse wachsen darum nicht allmählich, sondern in deutlichen Schüben mit jeder einzelnen Häutung. Ein Krebs wechselt seinen Panzer bis zu achtzehn Mal in seinem Leben, das letzte Mal vor seiner Geschlechtsreife.

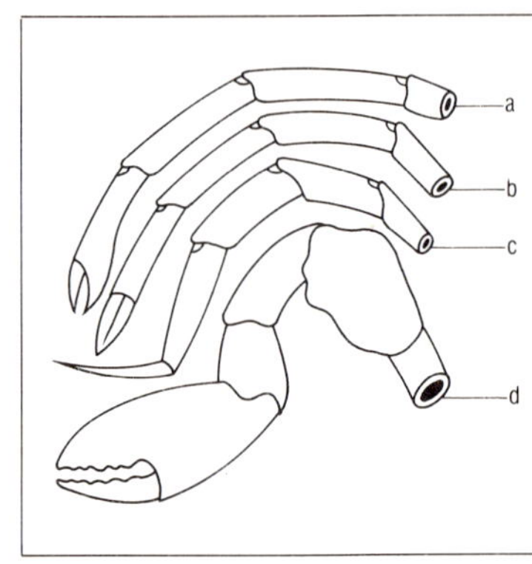

4
Beine der Krebse
a) Gangbein mit kleinen Scheren
b) Gangbein mit Endklauen
c) Gangbein mit Greifhaken
d) Scherenbein mit Knackschere

Als Nahrung dienen den Höheren Krebsen kleine pflanzliche und tierische Schwebeteilchen, die mit dem Atemwasserstrom heranfliessen, kleine Nahrungsbrocken aus dem Bodenschlick, Algen und grössere Stücke, die der Krebs als lebende Beute ergreift. Dabei fällt den Kieferfüssen eine wichtige Aufgabe zu. Alle Höheren Krebse besitzen einen Kaumagen mit scharfen Chitinzähnen und einem hochentwikkelten und komplizierten Reusen- und Filtersystem. Eng im Zusammenhang mit der Ernährung steht die Atmung. Sie erfolgt entweder durch die dünnhäutigen Beinanhänge, durch Teile der Körperdecke selbst, meistens jedoch durch ihre Kiemen.

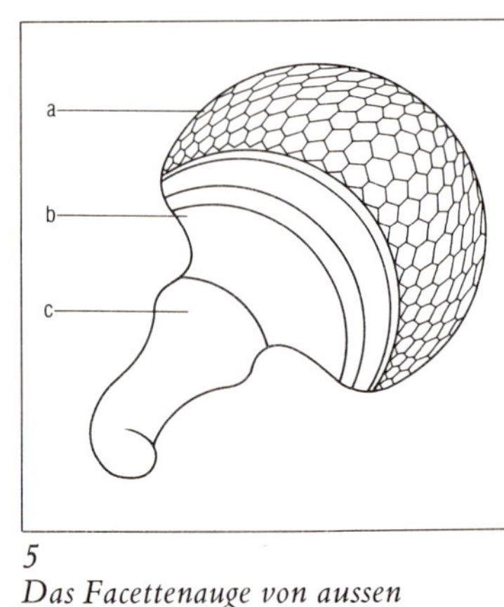

5
Das Facettenauge von aussen
a) Facettierte Hornhaut
b) Aussenkörper der Lichtsinneszellen
c) Aussenkörper der Nervenfasern

Als Sehorgan dienen den Höheren Krebsen die oft gestielten Facettenaugen oder Komplexaugen. Sie bestehen aus vielen kleinen Einzelaugen (vgl. Abb. 5–6). Sie nehmen nicht nur Farben und Formen wahr, sondern helfen den Tieren auch, sich nach dem Licht der Sonne und auch des Mondes zurechtzufinden. Die Sehschärfe der Krebse ist ausserordentlich hoch, ihr Blickfeld aussergewöhnlich weit. Es erfasst ein Umfeld von 360 Grad. Sie können also völlig rundum sehen. Krebse aus tieferen Gewässern oder Höhlen haben weniger gute

Augen. Bei ihnen übernehmen die Taster und auch die Erschütterungssinne die Wahrnehmung der Umwelt. Solchen Tast- und Erschütterungssinn haben vor allem die Antennen, aber auch die übrigen Körperglieder.

Geruch empfinden die Höheren Krebse durch eine grosse Anzahl von schlauchartigen Sinneszellen auf den ersten Antennen. Diese sprechen auf Stoffe an, die im Wasser gelöst sind. Geschmacksempfindungen sind gebunden an die Enden der Gehbeine und an die Mundwerkzeuge. Krebse sind meistens rötlich, bläulich oder graubraun.

Die Fortpflanzung erfolgt durch eine Befruchtung der im Körper des Weibchens befindlichen Eier. Bis zum Schlüpfen bleiben die Eier im Weibchen. Die Larve lebt zunächst einige Zeit im Plankton und macht hier einige Umwandlungen durch, ehe sie zum Bodenleben übergeht. Krebse werden unterschiedlich alt. Manche werden um die dreissig Jahre alt, wie z. B. der Hummer.

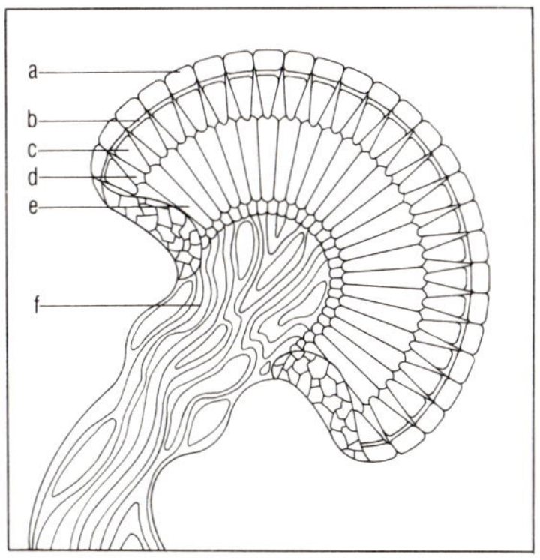

6
Der Querschnitt eines Facettenauges
a) Facettierte Hornhaut
b) Sehnerv
c) Kristallkörper
d) Lichtschluckende Zellen
e) Lichtsinneszellen
f) Nervenfasern

Die Überordnung der Eucarida

Zur Überordnung der Eucarida zählen die grössten Krebse überhaupt. Aus ihr wollen wir eine Ordnung mit ihren Unterordnungen und Familien genauer betrachten.

Die Ordnung der Zehnfusskrebse *Decapoda*

Zehnfusskrebse sind Höhere Krebse von meist ansehnlicher Grösse, deren Körper aus einem Kopfbruststück und einem Hinterleib besteht. Von den acht Brustbeinpaaren sind die drei vorderen zu Kieferfüssen abgewandelt (vgl. Abb. 3). Sie stehen im Dienst der Nahrungsaufnahme. Die restlichen fünf sind Laufbeinpaare. Das erste trägt oft grosse Scheren. Der Schwanzfächer wird beim Schwimmen als Steuer und Ruder benutzt. Zehnfusskrebse sind Fleischfresser und getrenntgeschlechtig. Von den 8500 bekannten Arten leben die meisten im Meer. Ihr Lebensbezirk reicht von der Strandzone bis in die Tiefsee hinein. Man unterscheidet 3 Unterordnungen: Langschwanzkrebse, Mittelkrebse und Kurzschwanzkrebse.

Die Unterordnung der Langschwanzkrebse *Reptantia*

Langschwanzkrebse sind Bodentiere, die sich nur laufend oder schnellend fortbewegen können. Sie sind meistens stark gepanzert. Der Kopfbrustabschnitt ist mit einem robusten Rückenschild ausgestattet, dessen Stirnrandspitze – Rostrum genannt – vielfach klein und abgeflacht ist (vgl. Abb. 7). Die Laufbeine eignen sich hervorragend zur Fortbewegung. An den Laufbeinen befinden sich Klauen oder Scheren. Garnelen, Flusskrebse, Langusten und Hummer sind die bekanntesten Langschwanzkrebse.

7
Das Rostrum eines Hummers
a) Rostrum
b) Gestieltes Facettenauge
c) Antenne des 1. Antennenpaars
d) Antenne des 2. Antennenpaars
e) Kaulade

Der Hummer *Homarus vulgaris*

Der Hummer (vgl. Tafel III) ist der grösste Krebs in europäischen Gewässern. Er misst bis zu 50 cm. Er besiedelt Höhlen an Felsenküsten. Zur Nahrungssuche zieht er nachts aus. Seine Standorttreue beruht auf seiner guten Orientierungsfähigkeit. Wir finden ihn in 25 bis 30 Meter Tiefe. Auffällig ist sein erstes Laufbeinpaar. Es trägt grosse glattflächige Scheren. Eine davon ist als schlanke Greif- und Zwickschere mit scharfen Schneideflächen, die andere mit rundhöckerigen Schneideflächen als massige Knackschere ausgebildet.

Tafel III

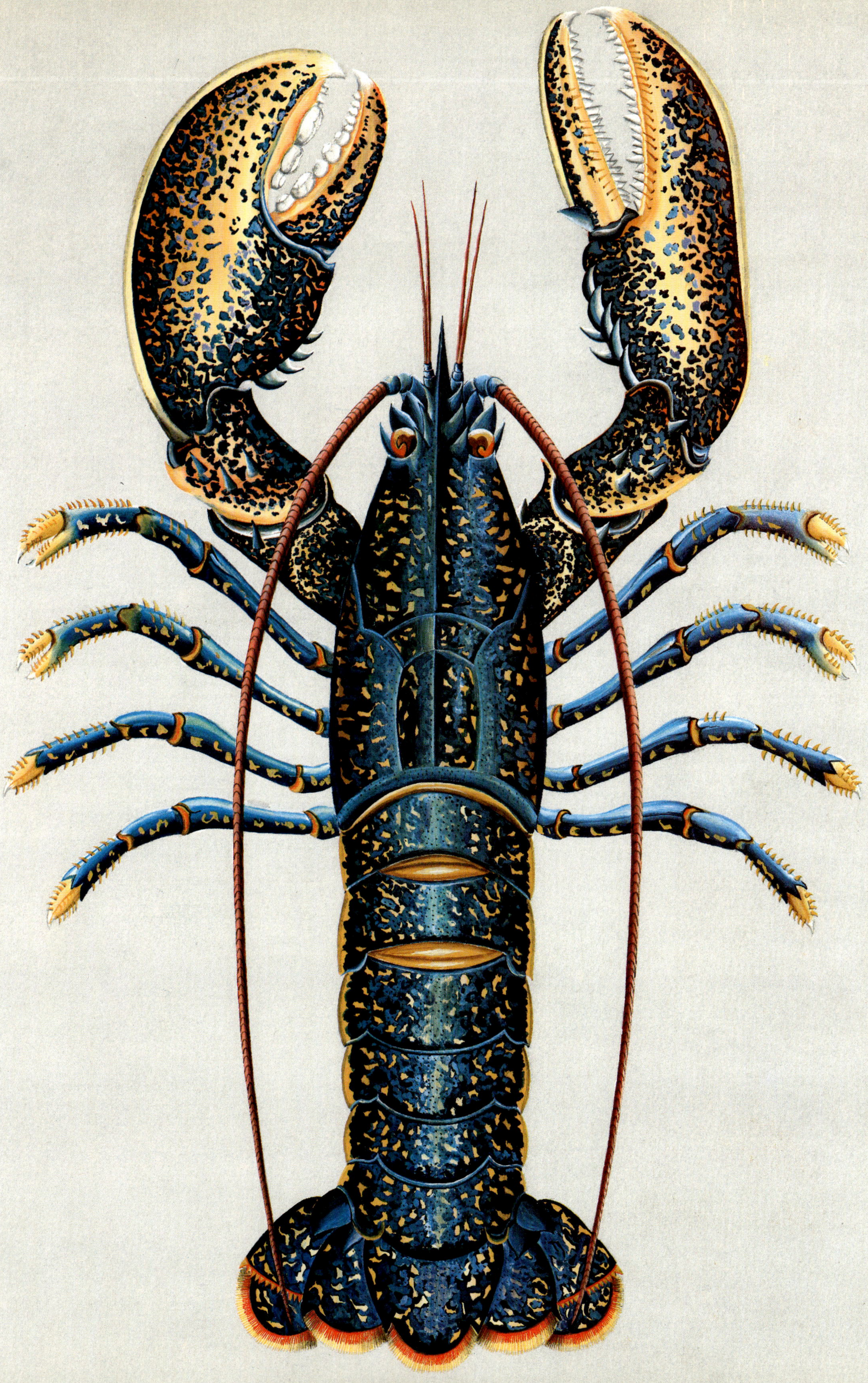

Die Unterordnung der Mittelkrebse *Anomura*

Vertreter dieser Gruppe sind die Maulwurfkrebse, die Meeres- und Einsiedlerkrebse, die Steinkrabben und Sandkrebse. Charakteristisch für alle Mittelkrebse ist das fünfte Laufbeinpaar, das stark zurückgebildet ist. Die Mittelkrebse haben einen gedrungenen Körper und keinen Rückenschild. Der Hinterleib ist entweder gegliedert oder ungegliedert und weich. Er ist in Ruhestellung bauchwärts eingeschlagen, besitzt rückgebildete Spaltfüsse und einen rückgebildeten Schwanzfächer. Mittelkrebse sind Bodentiere, die sich laufend fortbewegen. Oft kriechen sie mit dem Hinterleib in leere Muscheln hinein und tragen sie auf ihrem Rücken mit sich herum (vgl. Abb. 8).

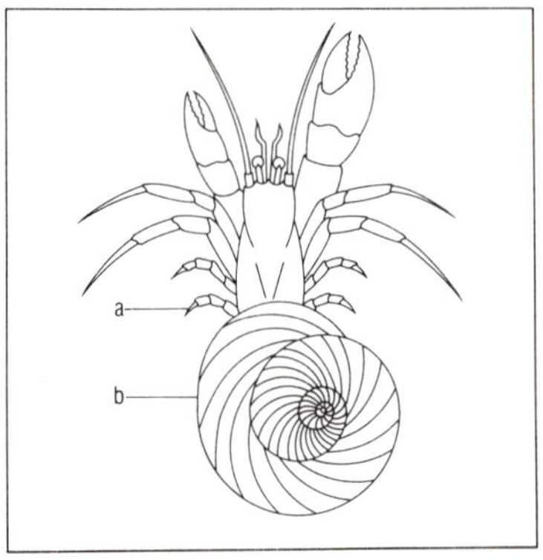

8
Der Einsiedler und sein Gehäuse
a) Rückgebildetes 4. und 5. Beinpaar
b) Kreiselschnecke

Der grosse Einsiedlerkrebs *Pagurus arrosor*

Der Einsiedlerkrebs (vgl. Tafel IV) wird etwa 10 cm gross. Seine Scheren wachsen unterschiedlich lang mit. Das zweite und das dritte Laufbeinpaar sind ein wenig länger als die Scherenbeine und mit Höckern und Dornen versehen. Das vierte und das fünfte Laufbeinpaar sind nur schwach entwickelt. Der Hinterleib hat eine weiche Haut. Man findet den Einsiedlerkrebs in grösseren Schnecken- und Wellhornschalen im Wasser und auf dem Strand.

Tafel IV

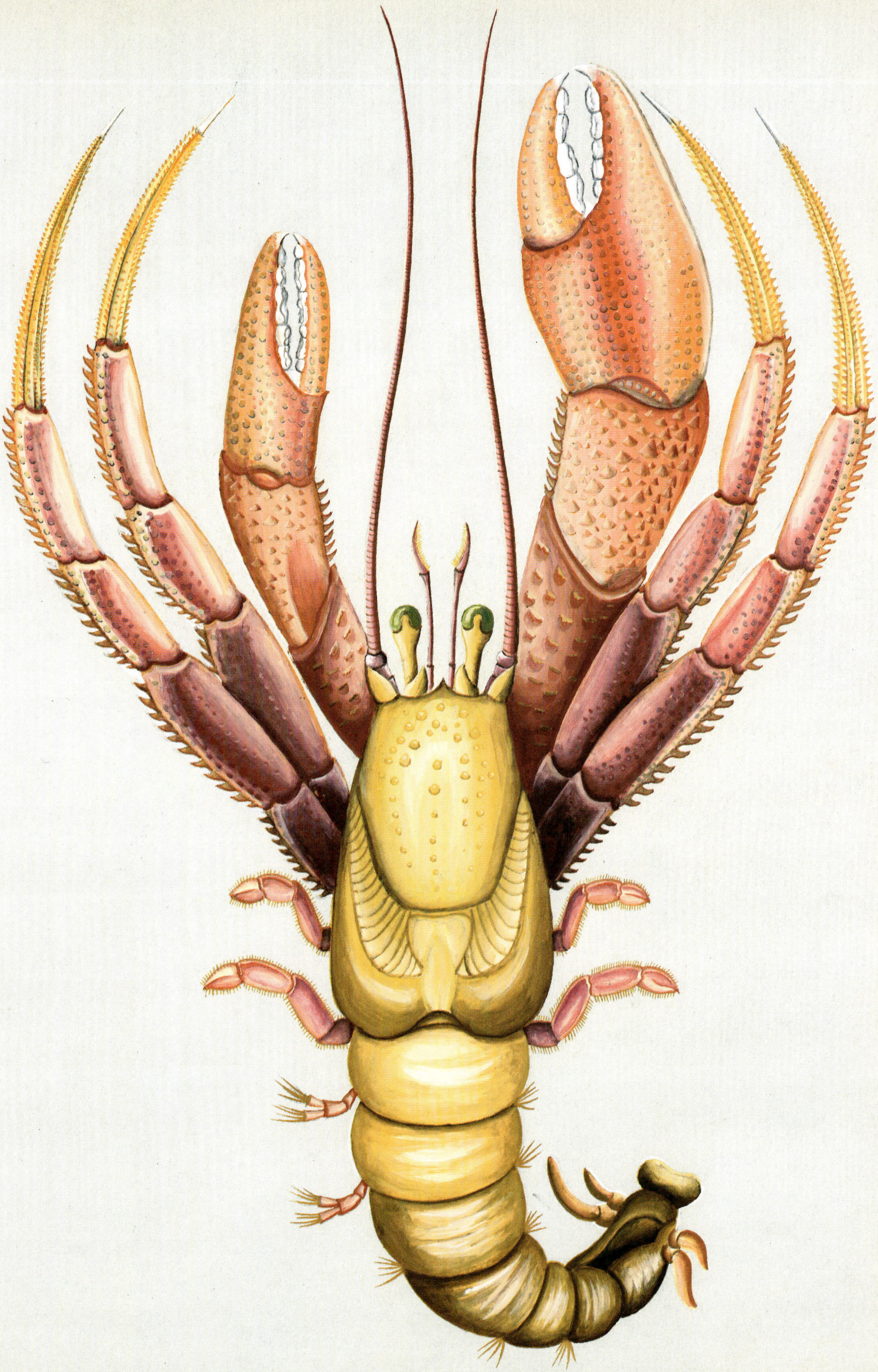

Die Unterordnung der Kurzschwanzkrebse *Brachyura*

Charakteristisch für alle Kurzschwanzkrebse (Krabben) ist der gedrungene und abgeplattete Körper. Er ist mit einem robusten Rückenschild ausgestattet. Der Hinterleib ist stark zurückgebildet, stets unter dem Rückenschild eingeschlagen und besitzt keinen Schwanzfächer (vgl. Abb. 9). Krabben sind Bodentiere, die sich laufend fortbewegen. Die bekanntesten Arten dieser Gruppe sind die Strandkrabben, die Wollhandkrabben und die Taschenkrebse.

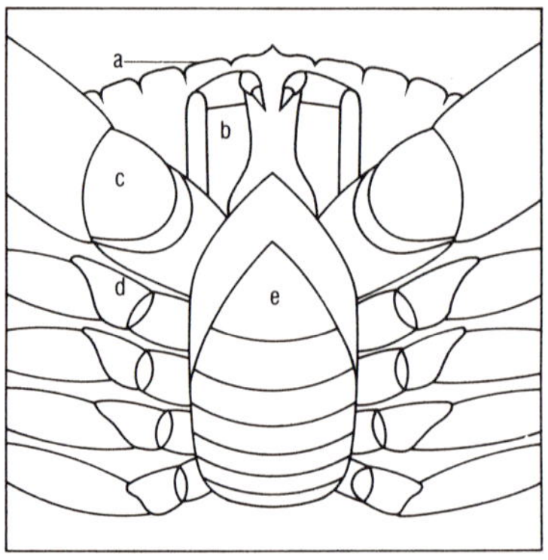

9
Die Bauchseite eines Taschenkrebses
a) Rückenschild mit den Kerben
b) Kaulade
c) Ansatz des Scherenbeins
d) Ansätze der Schreitbeine
e) Eingeschlagener Hinterleib

Der Taschenkrebs *Cancer pagurus*

Der Taschenkrebs (vgl. Tafel V) erreicht eine Länge von 20 cm. Er hat ein schwach gewölbtes, ovales Kopfbruststück und einen fein gekörnten Rückenschild mit drei stumpfen Zähnen am Stirnrand und ist beiderseits davon mit neun seichten Kerben gekennzeichnet. Man findet ihn auf sandigem Grund an Felsenküsten und im Flachwasser des Mittelmeers, des Atlantiks und der Nordsee.

Tafel V

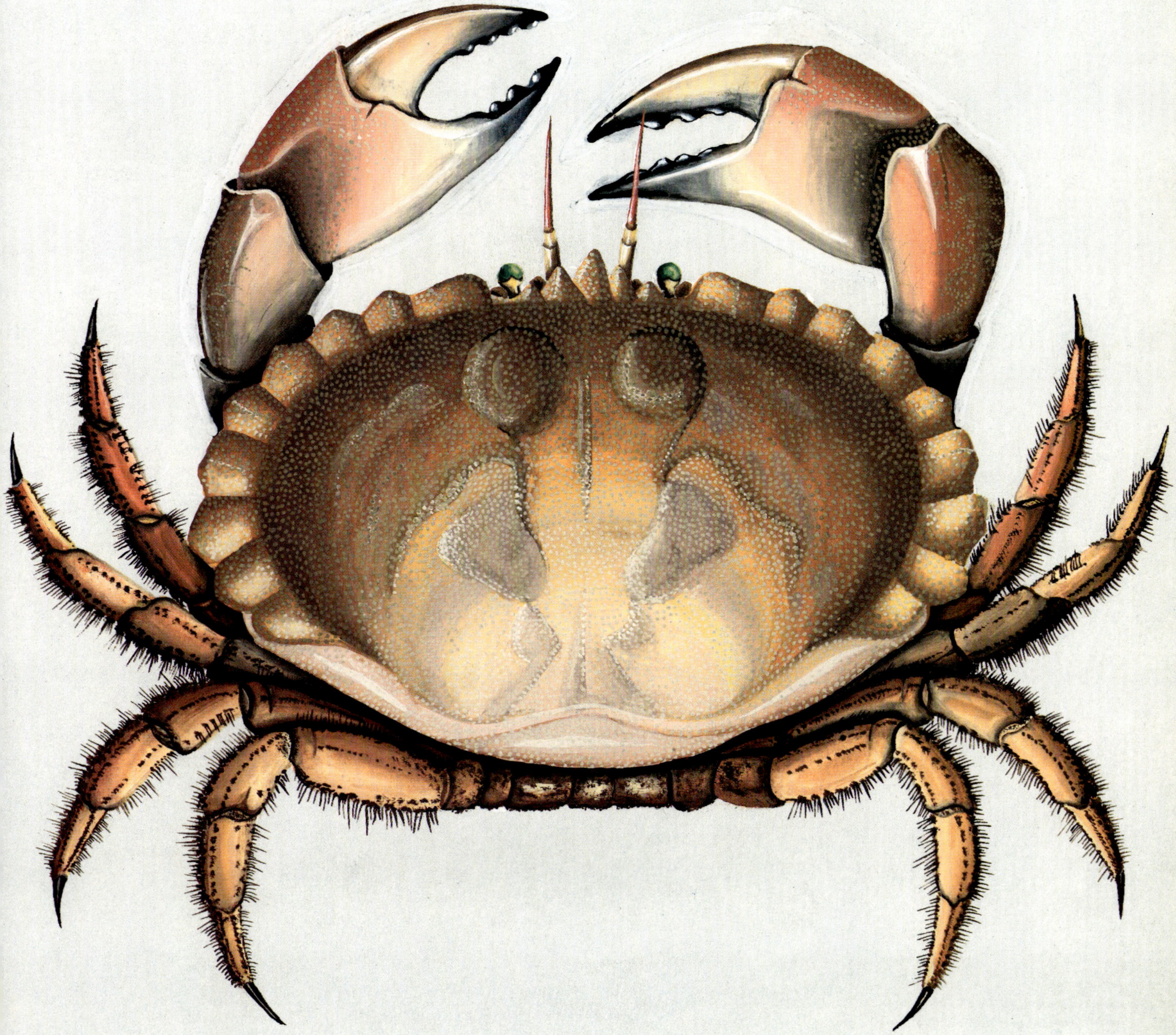

Die Überordnung der Hoplocarida

Die Überordnung der Hoplocarida gibt es nur mit einer Ordnung und einer Familie.

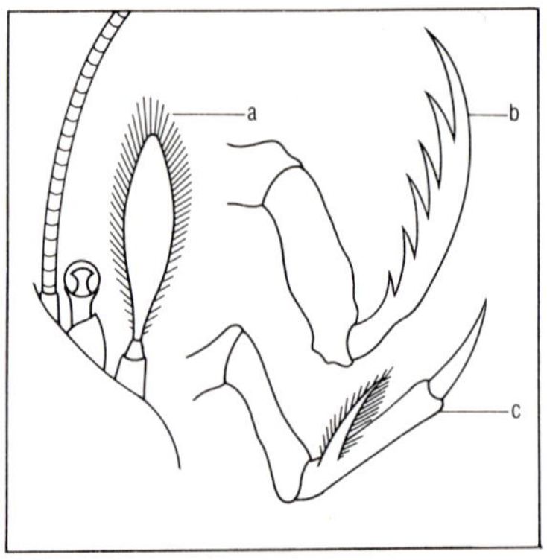

10
Beinpaare eines Heuschreckenkrebses
a) Putzfüsse
b) Raubbein
c) Zweiästiges Gangbein

Die Ordnung der Mundfüsser *Stomatopoda*

Mundfüsser sind an ihrem gestreckten Körper, ihren drei kurzen Brustsegmenten und ihrem mit scharfen Dornen besetzten Brustbeinpaar zu erkennen. Das erste Beinpaar hat die Form feiner Putzfüsse. Die drei anderen Beinpaare sind mit kleinen Raubklauen bewaffnet und als zweiästige Gangbeine ausgebildet (vgl. Abb. 10).

Der Heuschreckenkrebs *Squilla mantis*

Seinen Namen trägt der Heuschreckenkrebs (vgl. Tafel VI) aufgrund seines Aussehens. Er erinnert in seinem Körperbau an eine Heuschrecke, die Gottesanbeterin. Der Heuschreckenkrebs erreicht eine Länge von 25 cm. Er besitzt ein Raubbeinpaar mit Hauptklauen und fünf Dornen. Der nach hinten dick auslaufende Hinterleib trägt einen kräftigen Schwanzfächer mit zwei runden schwarzvioletten Flecken. Dieser Fächer erlaubt dem Krebs ruckartige und rasche Schwimmstösse. Für gewöhnlich schwimmt er allerdings mit seinen vorderen mehr blattförmigen Schwimmbeinen gleichmässig und gemächlich einher. Die Heuschreckenkrebse wohnen in Spalten oder selbstgegrabenen Höhlen. Ihre Nahrung besteht aus Garnelen, Fischen und Weichtieren, die sie wie die Gottesanbeterin mit dem Fangfuss blitzschnell ergreifen. Aus dem Fangfuss gibt es für die Beute kein Entrinnen. Die drei weiteren Beinpaare haben kleine Klauenmesser. Der bewegliche Kopf besitzt leicht gestielte Komplexaugen. Man findet diese Krebse im Mittelmeer und an der Atlantikküste.

Tafel VI

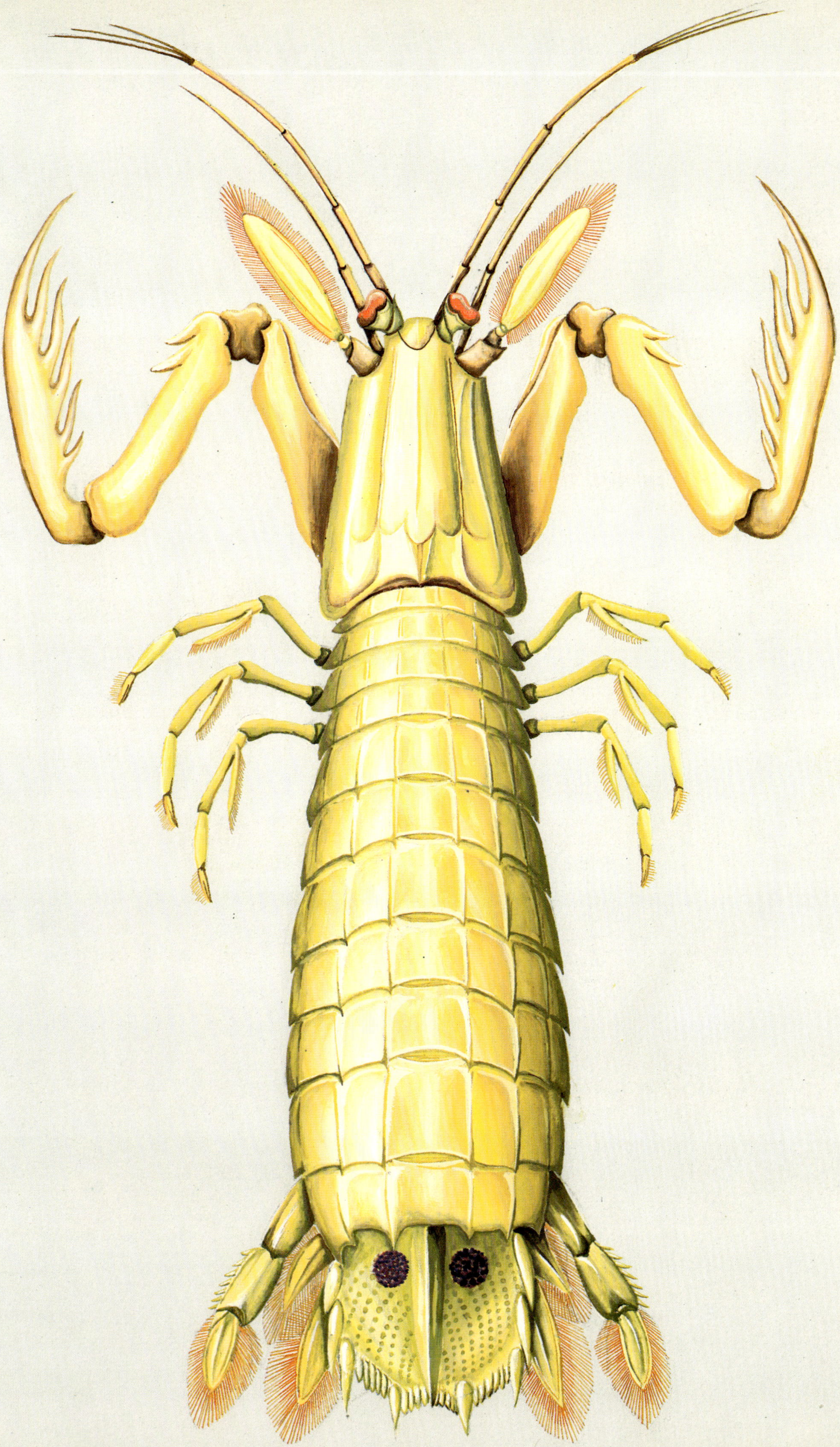

Die Überordnung der Ranzenkrebse

Aus der Überordnung der Ranzenkrebse greifen wir nur die Ordnung der Flohkrebse und aus ihr lediglich zwei Familien heraus.

Die Ordnung der Flohkrebse *Amphipoda*

Flohkrebse sind Höhere Krebse ohne Rückenschild. Ihr Körper ist von vorn bis hinten geringelt und wird nur 2 cm gross. Der mittlere Körperabschnitt trägt vorn vier Paar Greiffüsse und hinten drei Paar Schwimmfüsse. Der Hinterleib besitzt drei Paar lange Sprungbeine und drei griffelförmige Schwanzanhänge. Der Körper der Flohkrebse ist seitlich zusammengedrückt. Von den 2700 bekannten Arten bewohnen viele die Süssgewässer. Die Mehrzahl aber lebt im marinen Bereich. Es gibt Flohkrebse, die nur auf dem Boden leben, oder solche, die in den Hohlräumen von Schwämmen und unter den Schirmen von Quallen vorkommen.

Die Familie Gammarus locusta

Der Gammarus locusta (vgl. Tafel VII oben) besitzt nach hinten verlängerte Laufbeine. Das 7. Laufbeinpaar ist am längsten. Der Hinterleib ist mit drei langen Schwimmfusspaaren und drei kurzen Springfusspaaren ausgestattet. Vom Strandfloh unterscheidet sich der Gammarus locusta durch die gleichlangen Antennenpaare. Man kann ihn an der Nordsee, der Ostsee, am Mittelmeer und am Atlantik zwischen Algen und Steinen beobachten.

Die Familie der Strandflöhe *Talitrus saltator*

Der Strandfloh (vgl. Tafel VII unten) hat einen stumpf abgestutzten Kopf mit einem langen zweiten Antennenpaar. Der Rücken ist glatt und gewölbt. Die ersten beiden Laufbeinpaare tragen winzige Klauenzangen. Das zweite ist kürzer als die übrigen Laufbeinpaare. Vom kurzen Hinterleib richten sich drei Laufbeinpaare nach hinten aus. Man findet Strandflöhe auf dem Sand und auf dem Wasser des Atlantiks, der Nordsee und des Mittelmeers.

Tafel VII

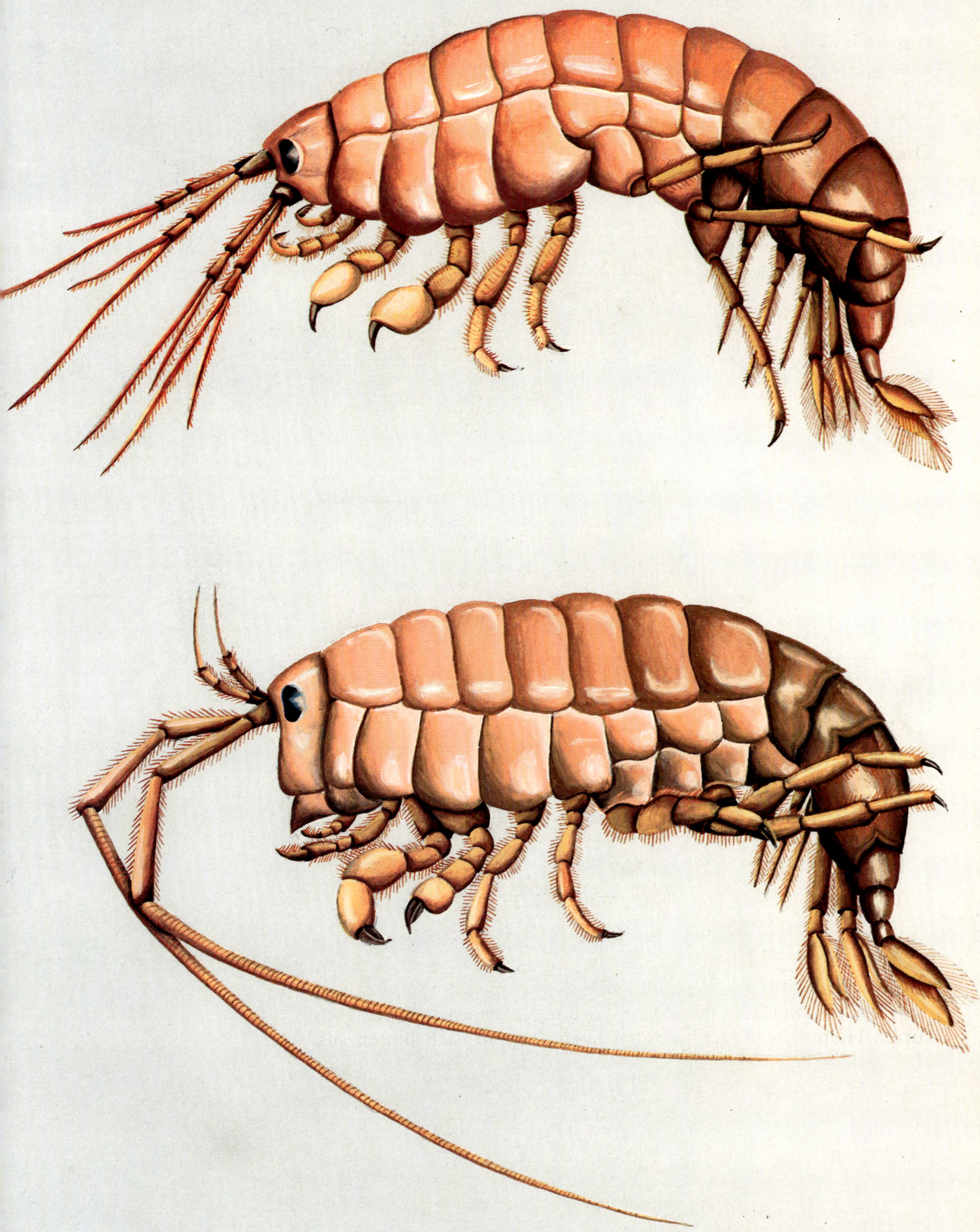

Quellen und Hinweise

B. Grzimek (Hrsg.) — Enzyklopädie des Tierreiches, Bd. I, Niedere Tiere, Zürich: Kindler (1975)

W. de Haas/F. Knorr (Hrsg.) — Was lebt im Meer? Stuttgart: Kosmos (1965)

W. Luther/K. Fiedler (Hrsg.) — Die Unterwasserfauna der Mittelmeerküste, Hamburg und Berlin: Paul Parey (1961)

Besonderer Dank gilt dem Nordseemuseum in Bremerhaven, das dem Verfasser für die illustrative Aufgabe Studienobjekte zur Verfügung stellte.